Ritesh Singla
Nishu Singla

Genética em Ortodontia

Ritesh Singla
Nishu Singla

Genética em Ortodontia

ScienciaScripts

Imprint

Any brand names and product names mentioned in this book are subject to trademark, brand or patent protection and are trademarks or registered trademarks of their respective holders. The use of brand names, product names, common names, trade names, product descriptions etc. even without a particular marking in this work is in no way to be construed to mean that such names may be regarded as unrestricted in respect of trademark and brand protection legislation and could thus be used by anyone.

Cover image: www.ingimage.com

This book is a translation from the original published under ISBN 978-3-639-76855-8.

Publisher:
Sciencia Scripts
is a trademark of
Dodo Books Indian Ocean Ltd. and OmniScriptum S.R.L publishing group

120 High Road, East Finchley, London, N2 9ED, United Kingdom
Str. Armeneasca 28/1, office 1, Chisinau MD-2012, Republic of Moldova, Europe
Printed at: see last page
ISBN: 978-620-8-07537-8

Conteúdo

INTRODUÇÃO

[th]A contribuição relativa dos genes e do ambiente para a etiologia da má oclusão tem sido objeto de controvérsia ao longo do século XX. Os mecanismos genéticos são claramente predominantes durante a morfogénese craniofacial, mas pensa-se que o ambiente também influencia a morfologia dentofacial, no período pós-natal. A chave para a determinação da etiologia da má oclusão reside na capacidade de diferenciar o efeito dos genes no esqueleto craniofacial num determinado indivíduo.

Os ortodontistas podem estar interessados na genética para ajudar a compreender porque é que um doente tem uma má oclusão específica e, se o problema for genético, pode haver um limite para o que podem fazer.

Princípios e terminologias da genética

Genética
O ramo da biologia que lida, em primeiro lugar, com os princípios da hereditariedade e da variação e, em segundo lugar, com o papel dos factores ambientais, uma vez que estes interagem com os genes no desenvolvimento de um indivíduo.

Hereditariedade
Pode ser definida como a força da natureza que permite a transmissão das caraterísticas de uma espécie de geração em geração.

Genoma
Contém todo o conteúdo genético de um conjunto de cromossomas numa célula de um organismo.

Gene
Pode ser definido como toda a sequência de ADN necessária para a síntese de uma molécula polipeptídica funcional. (mRNA, tRNA).

Locus (plural **loci**) - é a localização específica de um gene ou sequência de ADN num cromossoma.

Genótipo
A constituição genética de um indivíduo refere-se a um locus genético específico ou a todos os loci em geral.

Fenótipo
Produto final de uma combinação de influências genéticas e ambientais. Refere-se a um carácter específico do indivíduo.

Hereditariedade
A proporção da variância fenotípica atribuível ao genótipo.

Alelos
Genes no mesmo locus num par de cromossomas homólogos.

Quando ambos os membros de um par de alelos são idênticos, o indivíduo é homozigótico para esse locus.
Quando ambos os alelos de um locus específico são diferentes, o indivíduo é heterozigótico para esse locus.

1. DESENVOLVIMENTO DA GENÉTICA

Pai da Genética - Gregor Johann Mendel
As suas descobertas foram efectuadas através da análise dos resultados do
cruzamento de variedades de ervilha-de-jardim *(Pisum sativum)*
> sementes redondas ou enrugadas
> planta alta ou anã
> flores amarelas ou brancas

Cruzou variedades que diferiam apenas num par destas caraterísticas

Nas suas experiências mono-híbridas, quando cruzou variedades puras com
caraterísticas opostas, encontrou
Rácio genotípico de 1
Rácio fenotípico de 1

Ao cruzar a segunda geração, na qual obteve plantas com sementes apenas redondas,
obteve
Rácio genotípico de 1:2:1
Rácio fenotípico de 3:1

Cruzamento di-híbrido
Quando ele cruzou a segunda geração de plantas com duas caraterísticas variáveis,
ele
obtiveram uma relação fenotípica de 9:3:3:1

Leis de Mendel

<u>Primeira lei</u>
Uma unidade de informação genética é transmissível sem alterações de geração em
geração.

Segunda lei

Formas alternativas do gene devem segregar-se durante a formação do gâmeta e recombinar-se independentemente na descendência para fornecer uma proporção de 1:2:1.

Terceira lei ou Lei do sortimento independente

Que os genes que não são alelos são distribuídos pelos gâmetas independentemente uns dos outros.

Lei de Uniformização

Quando dois homozigotos com alelos diferentes são cruzados, todos os descendentes da primeira geração são heterozigotos idênticos.

Lei da Segregação

Cada indivíduo possui dois factores que determinam uma caraterística específica; um progenitor transmite apenas um destes factores a uma determinada descendência. É puramente uma questão de sorte qual dos dois factores é transmitido a que descendência.

2. CROMOSSOMA HUMANO

- São estruturas semelhantes a fios, localizadas no núcleo da célula.
- Cada espécie tem um número específico de cromossomas
- Os seres humanos têm 23 pares ou 46 cromossomas
- 22 pares de cromossomas são autossomas, 1 par de cromossomas sexuais XX/XY
- A forma dos cromossomas varia em função da posição do centrómero.
- Os cromossomas individuais diferem não só na posição do centrómero, mas também no seu comprimento total (quantidade de ADN).
- Os cromossomas humanos estão divididos em 7 grupos, dependendo do tamanho, da posição do centrómero e da presença ou ausência de satélites.

3. MODOS DE HERANÇA

A variação genética pode ser observada a dois níveis.
1. Caraterísticas monogénicas
2. Traços poligénicos/multifactoriais

Caraterísticas monogénicas

Estas desenvolvem-se devido à influência de um único locus genético. Também podem ser descritas como discretas ou qualitativas.
As caraterísticas das ervilhas que Mendel descreveu nos seus estudos de hereditariedade eram monogénicas.

Assim, os traços monogénicos são por vezes designados por *traços mendelianos*. Sistema de antigénio do sangue Eg-ABO/hemofilia

Caraterísticas monogénicas

Autossómica dominante
Autossómica Recessiva
Recessivo ligado ao X

Autossómica dominante:

Se a existência de apenas um alelo particular dos dois alelos num par homólogo de autossomas (heterozigotia) for suficiente para levar à produção da caraterística, o efeito é autossómico dominante.
A caraterística (fenótipo) é dominante ou recessiva e não o gene em si.
A natureza dos traços é estudada através da construção de árvores genealógicas denominadas pedigrees, nas quais os machos são representados por quadrados e as fêmeas por círculos, registando quem na família tem o traço e quem não tem.

O estudo de múltiplas famílias produz os seguintes critérios para a hereditariedade autossómica dominante:

1. A caraterística ocorre em gerações sucessivas, ou seja, apresenta uma herança

vertical

2. Em média, 50% da descendência de cada progenitor que tem a caraterística também a terá

3. Se um indivíduo tem o gene que resulta na caraterística, cada filho tem 50% de hipóteses de herdar o gene que leva à expressão da caraterística

4. Os machos e as fêmeas têm a mesma probabilidade de ter esta caraterística.

5. Os pais, que não têm o traço, terão descendentes sem o traço.

As excepções a esta regra serão vistas em

1. Caraterística que apresenta não penetrância numa determinada descendência.

2. Uma nova mutação ocorreu no espermatozoide ou no óvulo que formou a descendência.

3. Ocorreu mosaicismo germinativo, em que uma linha celular (esperma/ovo) está com e uma linha celular sem a mutação.

Autossómico recessivo

Se a produção da caraterística não ocorrer com apenas um alelo particular dos dois alelos num autossoma, mas ocorrer quando ambos os alelos são iguais (homozigotia), então o efeito é autossómico recessivo.

O conceito de portador de um gene é utilizado com caraterísticas autossómicas recessivas.

O portador é heterozigótico para um gene recessivo que tem apenas uma expressão subtil, se é que tem alguma, desse único gene.

Os pais de uma criança com a caraterística autossómica recessiva são tipicamente heterozigóticos (portadores) e, na maioria das vezes, são diagnosticados como normais.

Nestes casos, existe um risco de recorrência de 25% para uma criança afetada

Nas caraterísticas autossómicas recessivas, encontram-se os três pares de genes seguintes:

AA-homozigótico, não apresentando a caraterística.

Aa-heterozigótico, que não apresenta o traço mas é portador do traço aa-homozigótico, apresentando a caraterística.

Traços *ligados ao X* e Lyonização

A maioria dos genes dos cromossomas X e Y não são homólogos e estão distribuídos de forma desigual entre homens e mulheres.

Os homens são hemizigotos para os genes ligados ao X, o que significa que têm apenas metade (ou um de cada) dos genes ligados ao X. **XY**

Como as mulheres têm dois cromossomas X, podem ser homozigóticas ou heterozigóticas para genes ligados ao X, tal como acontece com os genes autossómicos. **XX**

Um alelo homólogo que funciona normalmente não está presente noutro cromossoma; os genes recessivos no único cromossoma X masculino expressam-se fenotipicamente como se fossem genes dominantes.

No entanto, os genes recessivos ligados ao X devem estar presentes no mesmo locus (homólogo) nas fêmeas para se expressarem plenamente.

A expressão completa de fenótipos recessivos ligados ao X raros é quase completamente restrita ao sexo masculino, sendo ocasionalmente observada no sexo feminino.

A expressão variável nas fêmeas deve-se a um processo chamado **lionização.**

Hipótese de Lyon:

Na mulher, um dos cromossomas X é geneticamente inativo e forma o corpo de Barr.

A decisão sobre se o Xm derivado da mãe ou o Xp derivado da mãe é inativo é tomada no início da vida embrionária e é aleatória para cada célula.

Todas as células têm subsequentemente o mesmo cromossoma X inativo - Xm ou Xp.

A coloração dos gatos tortoiseshell e calico é uma manifestação visível da inativação do X.

Os alelos preto e laranja de um gene de coloração do pelo residem no cromossoma X.

Para uma determinada mancha de pelo, a inativação de um cromossoma X que transporta um gene resulta na cor do pelo do outro gene ativo.

Traços poligénicos/multifactoriais

Refere-se às diferenças genéticas causadas pela segregação de muitos genes e os genes em causa são designados por poligenes. Muitos loci de genes afirmam coletivamente a sua influência na caraterística.

Cada gene tem um efeito mínimo por si só, sendo que o efeito de todos os genes envolvidos é aditivo.

A caraterística associada raramente é discreta e é mais frequentemente contínua ou quantitativa.

As caraterísticas poligénicas *não seguem padrões simples de herança mendeliana.*

Embora poligénico signifique o efeito de múltiplos genes no fenótipo, os factores ambientais podem também desempenhar um papel mais importante do que nas caraterísticas monogénicas.

Muitas malformações congénitas e doenças comuns da vida adulta são herdadas como traços multifactoriais.

Traços multifactoriais descontínuos:

Trata-se de caraterísticas determinadas por múltiplos loci genéticos que estão presentes ou ausentes em função do número ou da natureza do gene e/ou dos factores ambientais que actuam; quando presentes, as caraterísticas podem variar continuamente.

A explicação aceite da variação multifatorial descontínua assenta no pressuposto de que existe uma escala subjacente de variação contínua da probabilidade de desenvolver a doença, resultante de uma combinação de todas as influências genéticas e ambientais envolvidas.

A condição só está presente se a responsabilidade exceder um valor limite crítico e quanto maior for o nível de responsabilidade para além do limite, mais grave é a doença.

Por exemplo, a fenda labial e palatina é uma malformação congénita herdada como uma caraterística multifatorial descontínua.

Quanto mais grave for a malformação na criança afetada, mais a curva de responsabilidade dos pais é deslocada para a direita e maior é a incidência nos familiares.

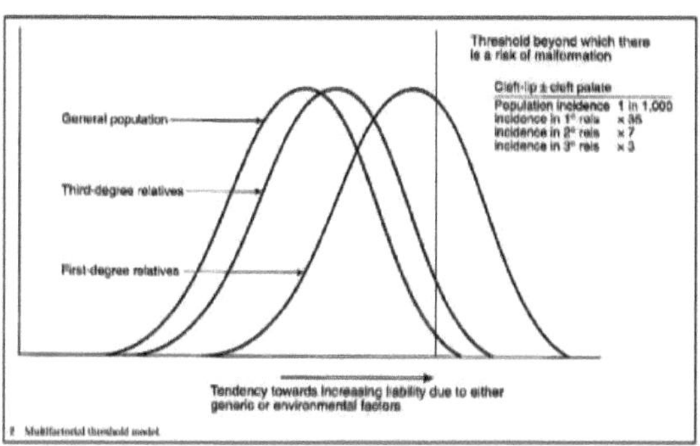

Assim,

5% dos familiares de primeiro grau são afectados se a fenda for bilateral e completa, enquanto

apenas 2% são afectados se for unilateral e incompleta.

Algumas caraterísticas multifactoriais apresentam uma relação sexual desigual. A incidência é maior nos familiares de homens afectados, mas é ainda maior nos familiares de mulheres afectadas.

Isto indica que, para esta malformação, o limiar feminino é mais elevado do que o limiar masculino.

Os pais de uma fêmea afetada revelam-se, portanto, como tendo

- uma maior proporção de genes subactivos,
- uma curva de responsabilidade mais deslocada e,
- Assim, estariam em maior risco de ter mais filhos afectados ou mais gravemente afectados

Na análise de uma caraterística descontínua, é necessário, em primeiro lugar, mostrar que a incidência nos membros das famílias afectadas está aumentada acima da incidência da população em geral.

Se a incidência não aumentar, é provável que a doença não seja genética.

Se estiver aumentado, o padrão de pedigree é examinado para verificar se há evidência de herança de um único gene.

Se se suspeitar de uma herança multifatorial, são necessários estudos de concordância entre gémeos e de correlação familiar.

Traço multifatorial contínuo:

Muitas caraterísticas humanas normais são determinadas como traços contínuos multifactoriais.

Estes traços têm, por definição, uma distribuição continuamente graduada; por exemplo, no caso da altura, existe um intervalo entre o muito alto e o acentuadamente baixo, com uma média de $169 \pm 6,5$ cm nos homens ingleses (Connor e Ferguson Smith, 1993).

A maioria dos indivíduos está centrada em torno da média. Esta distribuição é caraterística de um traço contínuo multifatorial.

Neste contexto, é importante contextualizar a má oclusão. A má oclusão deve ser considerada não como anormal ou como uma doença, mas como uma variação da oclusão num traço multifatorial contínuo.

Os ortodontistas podem tentar impor um limiar de acordo com a necessidade de tratamento ou a complexidade do tratamento mecânico, mas isso sobrepõe-se a uma gama infinita de variações biológicas.

4. HETEROGENEIDADE ETIOLÓGICA

Tanto as variações contínuas como as descontínuas têm uma base multifatorial, pelo que os diferentes doentes não são necessariamente afectados pelas mesmas razões.

Assim, embora não seja possível identificar uma causa única para a maioria dos doentes com FLP, a malformação pode ser encontrada no caso de

Doenças cromossómicas, por exemplo: síndrome de Wolf Hirschhorn e trissomia 13 (síndrome de Patau).

Em doenças monogénicas, como as síndromes de Van der Woude e do pterígio poplíteo.

Pode também estar associada a teratogénios ambientais, como o álcool, o cigarro, o fumo e os medicamentos anticonvulsivos.

Além disso, há provas da interação genótipo-ambiente na fenda orofacial, com certos genes principais a conferirem suscetibilidade a determinados agentes teratogénicos.

5. GENÉTICA DAS POPULAÇÕES

A ligação refere-se à proximidade de dois genes em qualquer das suas formas alélicas no mesmo cromossoma.

O termo **associação** é utilizado quando um alelo específico de um gene está associado a uma determinada patologia com mais frequência do que o acaso (por exemplo, alelos do gene *TGFa* e cleftiiig), e pode implicar algo sobre a função fisiológica do produto desse alelo.

Penetração -

A penetrância é um termo estatístico que indica a proporção de indivíduos portadores de um determinado gene que podem ser detectados.

À medida que a nossa capacidade de detetar a expressão de um gene melhora, a penetrância aumenta.

Expressividade variável - A expressividade refere-se ao grau de expressão de um gene num indivíduo.

Por exemplo - a expressividade total para a osteogénese imperfeita incluiria

- ossos frágeis,
- dentinogénese imperfeita,
- escleróticas azuis, e
- surdez.

6. ESTUDOS GÉMEOS

Os estudos sobre gémeos são úteis no estudo da genética das populações.
Determinar o papel dos factores genéticos e ambientais (natureza vs educação) Os gémeos podem ser dizigóticos ou monozigóticos
Gémeos monozigóticos/idênticos -

- nascem de um único óvulo fertilizado
- Composição genética idêntica
- Mesmo sexo
- Assemelham-se uns aos outros

Gémeos dizigóticos/fraternos -

- desenvolvem-se a partir de dois embriões diferentes
- Geneticamente iguais como quaisquer outros irmãos
- Podem ser de sexo diferente
- Semelhança apenas como irmãos

Concordância e discordância:
Os gémeos são concordantes se ambos os gémeos monozigóticos apresentarem uma caraterística descontínua e discordantes se apenas um apresentar a caraterística.
Uma vez que os gémeos partilham geralmente um ambiente familiar semelhante, pode ser difícil separar a dimensão relativa das contribuições ambientais (educação) e genéticas (natureza) para uma caraterística multifatorial
Os gémeos monozigóticos têm genótipos semelhantes
Os gémeos dizigóticos são como irmãos.
Se uma doença não tiver um componente genético, por exemplo devido ao acaso ou a um traumatismo, é de esperar que a concordância seja semelhante para os dois tipos de gémeos.
Para uma caraterística de um único gene ou uma anomalia cromossómica, a taxa de concordância monozigótica será de 100%, enquanto que a taxa dizigótica será inferior a este valor e igual à taxa nos irmãos.

Para caraterísticas multifactoriais descontínuas com contribuições genéticas e ambientais, a taxa em gémeos monozigóticos, embora inferior a 100%, excederá a taxa em gémeos dizigóticos.

Estudos sobre fendas

Burton e Shapiro (1969)

A altura do palato tem influência extragenética, produzindo diferenças entre gémeos monozigóticos

Larry Green(1970)

Largura, altura e comprimento do palato em gémeos humanos

Os resultados mostraram que existe um forte componente hereditário de variação entre gémeos monozigóticos e dizigóticos na largura, comprimento e altura do palato, dos quais apenas os resultados para a altura do palato foram significativos.

Krupanidhi &V. Surendra Shetty(1989)-

Avaliação da quantidade de influência genética e ambiental nas medidas dentárias em gémeos
30 pares - 14M & 16 F, idade 8-25 anos
<u>Gémeos monozigóticos</u>
Não Diferença intrapares estatisticamente significativa em 11 dos 13 parâmetros (PMBAW, PMD, largura da arcada basal, material dentário, perímetro da arcada, largura intercaninos, sobressaliência, sobremordida, curva de spee, linha média)
A largura intermolar e a profundidade palatina apresentaram diferenças significativas.
<u>Gémeos dizigóticos</u>
A diferença significativa em 5 parâmetros que mostram diferença pode ser devida a material genético diferente.

Hunter (1965) utilizou medições lineares em telerradiografias laterais e concluiu que existe uma componente genética de variabilidade mais forte para as medições verticais do que para as medições na dimensão antero-posterior.

Lundstrom, McWilliam (1987) não encontraram qualquer diferença sistemática entre as variáveis horizontais e verticais.

Manfredi (1997) comparou 39 parâmetros cefalométricos laterais selecionados e concluiu que existe um forte controlo genético, especialmente nos parâmetros verticais.

Siddhartha Dhar,Ashima Valiathan- a hereditariedade dos parâmetros cefalométricos verticais e horizontais em gémeos monozigóticos e dizigóticos
26 pares de gémeos do mesmo sexo (19 MZ e 7 DZ)
Grupo etário 12,2-24,5 anos
Foram estudados 23 parâmetros cefalométricos ortodônticos no âmbito do par

Conclusões:
Os parâmetros esqueléticos horizontais, como o comprimento da base mandibular e craniana, estão sob forte controlo genético e fraco controlo ambiental
Os parâmetros esqueléticos verticais, como a altura facial posterior, a altura do ramo, a altura facial anterior inferior e a altura facial anterior total, estão sujeitos a uma forte influência ambiental

7. MUTAÇÕES

A mutação refere-se a alterações permanentes no ADN.
Se as células *germinativas* forem afectadas e depois transmitidas à descendência, isso causa *doenças hereditárias*
Se as células *somáticas* forem afectadas, provocam *cancro e malformações congénitas*
Etiologia das mutações
1. *Espontânea:*

Mutações que ocorrem naturalmente e que se pensa surgirem através de erros fortuitos na divisão cromossómica ou na replicação do ADN
2. *Mutagénicos*

Produtos químicos:
Análogos de bases que imitam bases padrão, mas que emparelham incorretamente (por exemplo, 5-bromouracilo)
Agentes alquilantes que adicionam grupos alquilo às bases e dificultam o emparelhamento correto (por exemplo, mostarda de azoto ou sulfonato de etilmetano)
Agentes intercalantes que se intercalam com o ADN e distorcem a sua estrutura (por exemplo, desaminação por hidroxilamina).

Radiação ionizante
Agentes físicos: por exemplo, alta temperatura
Tipos de mutações
   A. Mutações pontuais : Alteração num único par de bases

   1. *Mutações silenciosas*

Código para o mesmo aminoácido. Sem efeito na função da proteína

   2. *Mutações missense*

Código para um aminoácido diferente. Altera um códão para que seja criada uma proteína diferente

   3. *Mutações sem sentido*

Código para uma paragem. Converte um codão de aminoácido num codão de terminação

B. Mutações de comprimento: ganho ou perda de material genético

Deleções e inserções: Um ou mais pares de bases são apagados ou inseridos na sequência de ADN.

Mutação Frameshift: se a deleção ou inserção de pares de bases não estiver no múltiplo de três, todos os códons a jusante são alterados e o produto proteico fica marcadamente alterado.

A maioria das mutações é suscetível de provocar uma diminuição da aptidão, ou seja, uma redução da capacidade do zigoto resultante para contribuir com descendentes para a geração seguinte. Estes genes nocivos tendem a ser eliminados da população por um processo de seleção natural, de modo a que apenas as novas variantes mais favoráveis permaneçam.

Um equilíbrio entre a produção de alelos desfavoráveis através de mutação e a sua eliminação por seleção resulta na presença de alelos prejudiciais na população, mas com uma frequência baixa

São estes alelos que são responsáveis pela doença hereditária ou pela suscetibilidade à doença.

Aberração cromossómica:

Alterações do material genético que envolvem muitos genes e grandes quantidades de ADN.

Classificação

       Aberração numérica

       Aberração estrutural

       Mosaicismo

Abreviaturas numéricas

Euploidia-triploidia(3n), tetraploidia(4n)

Aneuploidia

número anormal de cromossomas

monossomias (síndroma de Turners-XO),

trissomias (Trissomia 21)

Aberrações estruturais:

Translocações -transferência de material genético de um cromossoma para outro.

Inversões - rearranjo dentro do mesmo segmento cromossómico e é rodado 180 graus.

Deleção - um segmento cromossómico em falta.

Cromossoma em anel.

Isocromossoma.

Mosaicismo-

A presença de dois ou mais tipos de populações de células no mesmo indivíduo.

No contexto do número de cromossomas, a não-disjunção mitótica pós-zigótica resultaria na produção de uma célula filha trissómica e monossómica e os descendentes destas células produziriam então um mosaico.

Por exemplo, uma das formas mais ligeiras da síndrome de Klinefelter, denominada mosaico 46/47 XY/XXY, em que algumas das células do doente contêm cromossomas XY e outras contêm cromossomas XXY

Anomalia cromossómica

13 trissomia - Síndrome de Patau Atraso mental Microcefalia Fenda labial/palatina

      Micrognatia, olhos pequenos

18 trissomia - Síndrome de Edward

      Atraso mental Braquicefalia Micrognatia Hipodontia FLP

XO - Síndrome de Turner

      Crescimento retardado Micrognatia Tórax em forma de pá Agenesia ovárica

Trissomia do 21 - Síndroma de Down.

Braquicefalia, atraso mental, hipoplasia maxilar

Ponte nasal plana, erupção dentária atrasada

Atraso de crescimento, Macroglossia

8. AVANÇOS RECENTES EM GENÉTICA E CRANIOFACIAL BIOLOGIA

Desenvolvimento craniofacial no embrião

O desenvolvimento facial no embrião é demarcado pelo aparecimento da placa précordal (a extremidade craniana do embrião) no décimo quarto dia de desenvolvimento. O mesênquima facial surge das células da crista neural.

Estas células rompem a junção ectodérmica mesodérmica e migram para o tecido subjacente como células ectomesenquimais.

Durante a sua migração, sofrem uma série de interações com a matriz extracelular e com os epitélios adjacentes para determinar a natureza e o padrão das estruturas neurais, esqueléticas e do tecido conjuntivo que irão formar.

Entre os derivados das células da crista neural cefálica encontram-se a maxila, a mandíbula, o zigomático, os ossos nasais e os ossos da abóbada craniana.

A cessação da migração das células da crista neural e a sua localização estão sob o controlo de genes conhecidos como *GENES HOMEOBOX*

Genes homeobox

Os genes homeobox são considerados os genes principais da cabeça e da face, controlando a modelação, a indução, a morte celular programada e a interação epitelial mesenquimal durante o desenvolvimento do complexo craniofacial.

Estas moléculas reguladoras são os veículos através dos quais a informação do gene homeobox é expressa na coordenação da migração celular e nas subsequentes interações celulares que regulam o crescimento.

Assim, diferentes partes do ADN são activadas em diferentes células, regulando as diferentes proteínas, enzimas, etc

Os genes de particular interesse no desenvolvimento craniofacial são:

Grupo Hox

Msx 1 e Msx 2 (segmento muscular)

Dlx (sem distal)

Otx (ortodôntico)

Gsc (goosecoide)

Shh (ouriço sónico)

O papel das moléculas de adesão celular:

As moléculas de adesão celular são
      Caderinas
      Integrinas
      Imunoglobulinas
      Proteoglicanos
Estão presentes na superfície externa das membranas celulares e pensa-se que são importantes na embriogénese.
O posicionamento preciso das células da crista neural nos arcos branquiais envolve alterações na expressão de moléculas de adesão celular.
A desregulação de moléculas como as caderinas poderia alterar a ligação das células umas às outras, permitindo-lhes migrar.
O sindecan desempenha um papel na fusão das prateleiras palatinas e na interação epitelial mesenquimal durante as fases de botão e capa da formação do folículo dentário.

A genética molecular no desenvolvimento dentário:

Um número de diferentes moléculas mesenquimais e os seus receptores actuam como mediadores na interação epitelial e mesenquimal durante o desenvolvimento do dente.
Proteínas morfogenéticas ósseas-2,4 & 7
FGF 1 e 8 através dos factores a jusante MSX 1 e PAX 9
      Mesênquima dentário desenvolvimento e forma dos dentes

Controlo do desenvolvimento dos dentes:
Os genes homeobox específicos do músculo Msx-1 e Msx-2 estão envolvidos nas interações epiteliais e mesenquimatosas e estão implicados na iniciação, posição de desenvolvimento e desenvolvimento posterior dos botões dentários.
Pax9 é um fator de transcrição necessário para a morfogénese dentária.
As BMPs também desempenham um papel não só na morfogénese óssea, mas também na dentinogénese.

9. HERETABILIDADE DA MÁ OCLUSÃO

Uma vez que existem provas de que as estruturas orofaciais estão sob controlo genético e são importantes no desenvolvimento craniofacial, devem ser consideradas na etiologia da má oclusão. Está bem estabelecido que as anomalias craniofaciais têm uma herança multifatorial.

O mesmo se aplica à má oclusão e as melhores provas podem ser encontradas em estudos de gémeos e estudos familiares.

Os estudos de gémeos e de famílias ajudam a distinguir o efeito da genética e do ambiente no desenvolvimento e na estrutura da estrutura dentofacial.

A má oclusão é uma manifestação da interação genética e ambiental na região orofacial.

A má oclusão pode ser produzida por caraterísticas hereditárias de duas formas principais: Desproporção hereditária entre o tamanho dos dentes e o tamanho dos maxilares: causando apinhamento ou espaçamento.

Desproporção hereditária entre o tamanho ou a forma dos maxilares superior e inferior: causa de relações oclusais incorrectas.

Por outro lado, o aumento da prevalência da má oclusão que acompanha o processo de modernização pode apoiar a importância dos factores ambientais.

Também estudos efectuados por Begg e Kesling em aborígenes australianos demonstraram uma menor prevalência de más oclusões, o que apoia o impacto da modernização.

Má oclusão de classe II div I

A mandíbula é significativamente mais retruída do que nos doentes da Classe I, com o corpo da mandíbula mais pequeno e o comprimento mandibular total reduzido.

Correlação mais elevada entre o doente e a sua família direta do que entre pares aleatórios de irmãos não aparentados.

Isto apoia o conceito de herança poligénica para a má oclusão de Classe II divisão 1.

Os factores ambientais também podem contribuir para a etiologia, por exemplo

O contacto lábio/língua para um selamento oral anterior durante a deglutição pode incentivar o lábio inferior a retroinclinar os incisivos inferiores e a língua protuberante a proclinar os incisivos superiores.

Sucção de dígitos

Incompetência labial.

Má oclusão de classe II div II

Entidade clínica distinta que pode ser considerada como uma síndrome.

Combinação única de sobremordida profunda, incisivos retroinclinados,

Discrepância esquelética de classe II, linha labial alta com atividade do lábio inferior em forma de tira e músculo mentalis ativo.

Frequentemente acompanhada por um cíngulo pouco desenvolvido nos incisivos superiores e uma angulação caraterística da raiz da coroa.

Peck *et al.* (1998) descreveram dentes carateristicamente mais pequenos do que a média quando medidos mesiodistalmente.

Hilton verificou que estes dentes são significativamente mais finos na direção labiolingual.

Tendência para um desenvolvimento mandibular em rotação para a frente que, por sua vez, influencia a posição do lábio inferior em relação aos incisivos superiores e um aumento das forças musculares mastigatórias.

A ocorrência familiar da Classe II divisão 2 foi documentada em vários relatórios publicados, incluindo estudos de gémeos e trigémeos.

Markovic (1992) efectuou um estudo clínico e cefalométrico de 114 más oclusões de Classe II divisão 2 (48 pares de gémeos e seis conjuntos de trigémeos)

Dos pares de gémeos monozigóticos, 100 por cento demonstraram concordância para a má oclusão de Classe II divisão 2, enquanto quase 90 por cento dos pares de gémeos dizigóticos eram discordantes.

Isto constitui uma forte evidência de que a genética é o principal fator etiológico. A influência genética é provavelmente autossómica dominante com penetrância incompleta e expressividade variável.

Também poderia ser explicado por um modelo poligénico com uma expressão simultânea de um número de traços morfológicos geneticamente determinados que actuam de forma aditiva, em vez de ser o efeito de um único gene de controlo para toda a malformação oclusal.

A controvérsia em relação à etiologia resulta do facto de não se ter em conta os efeitos sinérgicos da genética e do ambiente.

Má oclusão de classe III

Uma má oclusão de Classe III pode resultar de uma deficiência no crescimento
maxilar, de um crescimento mandibular excessivo ou de uma combinação de ambos.
A contribuição relativa dos factores genéticos e ambientais para a classe III tem sido
objeto de muitos estudos.
Estudos familiares de prognatismo mandibular sugerem que a etiologia desta
condição é hereditária.

O exemplo mais famoso de um traço genético que se transmite através de várias
gerações é o pedigree da chamada *"mandíbula de Habsburgo"* (monarquia dual
húngara/austríaca).

Strohmayer (1937) concluiu, a partir da análise do pedigree da linha familiar dos
Habsburgos, que o prognatismo mandibular era transmitido como uma *caraterística
autossómica dominante*.

Estudos realizados por Suzuki (1961) revelaram uma incidência de *34,3%* nos
familiares dos casos índice, em comparação com as famílias de indivíduos com
oclusão normal *(7,5%)*. Schulze e Weise (1965) registaram uma taxa de concordância
seis vezes mais elevada em gémeos monozigóticos do que em gémeos dizigóticos.
Ambos os estudos acima referidos referem uma hipótese poligénica como a principal
causa do prognatismo mandibular.
Litton et al (1970) efectuaram uma análise da literatura para determinar um possível
modo de transmissão e excluíram a transmissão autossómica dominante e recessiva.
Edwards (1960) tinha proposto um modelo de limiar poligénico multifatorial, que foi
confirmado pelos dados estudados por Litton et al

Também sugeriram que diferentes modos de transmissão podem estar a funcionar em
diferentes famílias ou populações.
Uma vasta gama de *factores ambientais* também tem sido sugerida como contribuindo
para o desenvolvimento do prognatismo, por exemplo
amígdalas aumentadas,

obstrução nasal,

defeitos anatómicos congénitos,

perturbações hormonais,

desequilíbrios endócrinos,

postura,

traumatismo/doença, incluindo a perda prematura dos primeiros molares permanentes. Xue et al (2010), num estudo de associação caso-controlo, identificaram a banda 4.1 da proteína da membrana eritrocitária *(EPB4r)* como um novo gene candidato posicional que pode estar envolvido na suscetibilidade ao prognatismo mandibular

Para resumir a má oclusão...

Parece haver uma forte tendência familiar no desenvolvimento de más oclusões de classe II e III.

O padrão hereditário deve, portanto, ser levado em consideração no diagnóstico e tratamento de pacientes com essas classes de má oclusão.

10. HEREDITARIEDADE DAS VARIÁVEIS OCLUSAIS LOCAIS

A perceção popular é que, devido à adaptabilidade da região dentoalveolar aos factores ambientais, as más oclusões locais são principalmente adquiridas e têm baixa hereditariedade.

Lundstrom (1984) concluiu que a contribuição genética para as anomalias da posição dos dentes e da relação da mandíbula em geral é de apenas 40%, com uma maior influência no padrão esquelético do que nas caraterísticas dentárias.
No entanto, os dados de outros estudos contestam este ponto de vista.
Hu et al (1992) relataram similaridade familiar na forma da arcada dentária e na posição dos dentes.

King et al (1993) demonstraram que o papel da hereditariedade é mais elevado para rotações, mordidas cruzadas e deslocações do que num grupo comparável com uma oclusão naturalmente boa.
A explicação apresentada foi que, tendo em conta os tipos faciais e os padrões de crescimento geneticamente influenciados, é provável que os irmãos respondam a factores ambientais de forma semelhante.
A morfologia e o comportamento dos tecidos moles têm uma componente genética e têm uma influência significativa na morfologia dentoalveolar.
Este conceito é descrito por Van der Linden (1966) como o equilíbrio entre as matrizes funcionais internas e externas.
Por exemplo, numa má oclusão de Classe II divisão 1, um lábio superior curto e um nível labial baixo com tónus labial flácido reduzirão a influência externa e o equilíbrio favorecerá a inclinação dos incisivos superiores.
Por outro lado, um nível labial elevado e um comportamento labial mais expressivo tenderão a produzir uma relação incisiva de Classe II divisão 2.
Pensa-se que esta matriz externa é fortemente determinada geneticamente. A matriz interna é determinada principalmente pela postura e pelo comportamento da língua, que podem ser influenciados por factores ambientais e genéticos.

11. VARIÁVEIS CRANIOFACIAIS VERSUS VARIÁVEIS OCLUSAIS

Numerosos estudos examinaram a contribuição genética para as semelhanças craniofaciais entre famílias, enquanto outros avaliaram de forma semelhante a variação oclusal. As dimensões craniofaciais apresentam semelhanças moderadas a elevadas entre irmãos e as correlações aumentam com o avançar da idade.

Por outro lado, as variáveis oclusais têm baixas correlações familiares e a transmissibilidade diminui com o avanço da idade.

Entre as variáveis craniofaciais, *as variáveis orientadas verticalmente são mais fortemente controladas pelo genótipo do que as dimensões baseadas horizontalmente.*

12. INFLUÊNCIA GENÉTICA NO NÚMERO, TAMANHO, MORFOLOGIA, POSIÇÃO E ERUPÇÃO DOS DENTES.

Dimensões dos dentes:
Estudos com gémeos demonstraram que as dimensões das coroas dos dentes são fortemente determinadas pela hereditariedade.

As variações genéticas para a dimensão das coroas mesiodistal e vestibulolingual dos dentes permanentes variaram de 56 a 92%.

A maior discordância em gémeos dizigóticos do que em gémeos monozigóticos fornece fortes indícios da existência de um controlo genético das dimensões individuais bucolingual e mesiodistal.

O *primeiro pré-molar inferior* tem uma variabilidade morfológica extremamente ampla. Kraus e Furr foram capazes de indicar 17 caraterísticas geneticamente diferentes, herdadas independentemente, apenas para este dente.

A determinação genética da dentição maxilar e mandibular foi independente uma da outra.

Uma grande variedade de factores genéticos influenciou mais os dentes mandibulares do que os maxilares.

Amelogénese imperfeita (AI):
um grupo de doenças geneticamente heterogéneas que afectam a formação do esmalte.

É clinicamente heterogénea na medida em que foram descritas formas hipoplásicas, hipocalcificadas e de hipomaturação geneticamente heterogéneas com famílias que apresentam uma herança autossómica dominante, autossómica recessiva e ligada ao X. A prevalência varia entre 1:14.000 e 1:700.

Nos seres humanos, dois amelogenes, AMGX e AMGY, foram clonados e mapeados nos cromossomas X e Y, respetivamente

MacDougall et al (1997) mapearam o gene da ameloblastina na região crítica da IA autossómica dominante no cromossoma 4q21

Dentinogénese imperfeita (DI):

Autossómica dominante ocorre em 1:8000 nados vivos
apresenta-se com descoloração acastanhada dos dentes, coroas susceptíveis de desgaste
rápido, raízes frágeis e obliteração da câmara pulpar devido à produção contínua
anormal de matriz de dentina
A DI também apresenta uma série de subtipos, um dos quais está associado à
osteogénese imperfeita, na qual existe uma alteração nos genes do colagénio de tipo 1.
A maioria dos doentes com este tipo de dentinogénese imperfeita tem mutações e
deleções para substituições de aminoácidos em genes que codificam subunidades do
colagénio tipo 1.
Os defeitos estruturais nas moléculas de colagénio tipo 1 afectam a formação da matriz
extracelular, resultando na patogénese da DI.

Displasia ectodérmica (EDA):

Uma doença heterogénea com muitos tipos clinicamente distintos, caracterizada pela
tríade hipotricose (cabelo ralo), hipohidrose (falta de glândulas sudoríparas),
hipodontia (número reduzido de dentes), poucos dentes em falta - anodontia completa,
a forma e o tamanho dos dentes também podem ser afectados
Kere e colaboradores (1996) identificaram o gene responsável pela AED ligada ao X,
tendo-se verificado que é expresso em queratinócitos, folículos pilosos, glândulas
sudoríparas e noutros tecidos adultos e fetais

Número do dente:

A hipodontia é, em grande parte, determinada geneticamente e transmitida por uma
herança autossómica dominante com penetrabilidade incompleta e expressão variável.
Sabe-se que os genes Hox 7 e Hox 8 (MSX 1 e MSX 2), responsáveis pela estabilidade
do padrão dentário, desempenham um papel importante.
Para além desta tendência familiar, o ambiente também desempenha um papel, tal como
sugerido pela teoria evolutiva.

À medida que os hábitos alimentares dos seres humanos se adaptam de uma cultura de caçadores/colectores para uma cultura alimentar refinada, as pressões de seleção evolutiva tendem a reduzir o volume dos dentes, o que se manifesta nos 3rd molares, 2nd pré-molares e nos "campos" dos incisivos laterais (*teoria dos campos de Butler*)

A evidência clínica sugere que a ausência congénita de dentes e a redução do tamanho dos dentes estão relacionadas. (Exemplo - hipodontia e hipoplasia dos incisivos laterais superiores presentes em simultâneo).
Numerosos estudos publicados associaram as duas caraterísticas, o que implica que são expressões diferentes da mesma perturbação.
Gruneberg sugeriu que o germe dentário deve atingir um tamanho crítico durante um determinado estágio de desenvolvimento ou a estrutura regredirá.
Suaraz e Spence (1974) mostraram que a hipodontia e a redução do tamanho dos dentes são de facto controladas pelo mesmo loci genético ou por loci genéticos relacionados
É evidente, a partir de todas as evidências a este respeito, que o tamanho do dente se encaixa no modelo de limiar multifatorial poligénico.

Dentes supranumerários:
A prevalência de dentes supranumerários em crianças britânicas em idade escolar é de 2,1 %, com um rácio de 2:1 entre homens e mulheres.
O dente supranumerário mais comum, o mesiodens, apresenta hereditariedade mas não segue um padrão mendeliano simples.

Forma anormal do dente:
Existem provas substanciais de que os incisivos laterais ausentes e malformados podem ser o resultado de um defeito genético comum.
As variações vão desde os dentes em forma de cavilha aos micro-dentes e à falta de dentes, todos eles com tendências familiares, preponderância feminina e associação com outras anomalias dentárias, sugerindo uma etiologia poligénica.
Aspectos da morfologia dentária, como o traço de Carabelli, também parecem ser fortemente influenciados pelos genes, como evidenciado por um estudo australiano com gémeos (Townsend & Martin,1992).

Caninos maxilares ectópicos:

Vários estudos no passado indicaram uma tendência genética para caninos maxilares ectópicos.

Peck et. al. concluíram que os caninos ectópicos palatinos eram uma caraterística hereditária, sendo uma das anomalias de um complexo de distúrbios dentários geneticamente relacionados.

Estudos anteriores também mostraram uma associação entre caninos maxilares ectópicos e má oclusão de Classe II div II, uma caraterística herdada geneticamente.

A transposição canino maxilar/ 1st pré-molar mostrou um componente genético significativo com ocorrência familiar, preponderância feminina, diferença em diferentes grupos étnicos e associação com outras anomalias dentárias.

Molares primários submersos:

Ocorre mais frequentemente no arco mandibular

Existe uma elevada taxa de concordância entre os gémeos monozigóticos e vários estudos fornecem provas de que a falha primária da erupção é geneticamente determinada

Falha primária de erupção (PFE) e PTH1R:

Sylvia et al (2010) avaliaram uma família (n=12) que segregava uma forma autossómica dominante de PFE

Concluíram que a mutação do PTH1R está fortemente associada ao insucesso da erupção ou movimentação dentária assistida ortodonticamente e, por isso, devem alertar os clínicos para que tratem o PFE e os dentes anquilosados com a mesma cautela - ou seja, evitar o tratamento ortodôntico com fio contínuo.

13. INFLUÊNCIA GENÉTICA NO DIASTEMA DA LINHA MÉDIA, NA FORMA DA ARCADA DENTÁRIA E NA REABSORÇÃO RADICULAR APICAL EXTERNA

Genética e forma da arcada dentária

Estudos efectuados por Harris et al. demonstraram que a variação genética tem um efeito importante na largura e no comprimento da arcada. *O comprimento do arco é mais hereditário do que a largura do arco.*

Além disso, a *arcada maxilar é mais hereditária do que a arcada mandibular.*

Cerca de 60 % da variação nas medidas do tamanho e forma do arco é atribuível à hereditariedade.

Por outro lado, apenas cerca de 10 % da variação na sobressaliência, sobremordida, apinhamento e relações molares resultam de causas genéticas

Corruccini (1980), numa análise genética da variação oclusal em gémeos, concluiu que a hereditariedade não podia ser demonstrada para

- Sobremordida
- Sobrejacto
- Relação do segmento bucal
- Deslocação total do dente e
- Discrepâncias oclusais na forma da arcada

Variância genética significativa (36%)

- Tamanho do arco
- Pontuações individuais de deslocação dos dentes
- Mordida cruzada

O estudo de Corrucini e Sharma (EJO 1986) sobre gémeos Punjabi revelou um controlo genético significativo para as dimensões da arcada dentária e do palato, mas as influências ambientais parecem ser importantes para as caraterísticas oclusais.

Assim, a determinação ambiental da variação oclusal é *aproximadamente duas vezes mais importante* do que se pensava anteriormente e os investigadores ortodônticos devem considerar mais vigorosamente os correlatos ambientais da má oclusão.

Influência genética no diastema da linha média

O diastema da linha média maxilar é uma má oclusão dentária relativamente comum, caracterizada por um espaço entre os incisivos centrais superiores, com consequências funcionais e estéticas.

A literatura apoia fortemente as diferenças raciais na distribuição do traço, com os negros a demonstrarem valores de prevalência consistentemente mais elevados do que os brancos, asiáticos ou hispânicos.

Gass et al (2003) relataram, num estudo familiar, que o diastema da linha média maxilar é mais hereditário nos brancos do que nos negros e que o papel dos factores ambientais é maior na amostra negra do que na branca.

Os dados do pedigree sugerem um modo de hereditariedade autossómico dominante para o diastema da linha média maxilar.

Factores genéticos e reabsorção radicular apical externa

A análise da base genética para a resposta variável ao tratamento tem sido aplicada a resultados adversos específicos como a reabsorção radicular apical externa.

O grau e a gravidade da reabsorção são multifactoriais, envolvendo factores do hospedeiro e ambientais.

Foi observada uma associação entre reabsorção em pessoas que não receberam tratamento ortodôntico.

A variação genética é responsável por *50 a 64%* da variação na reabsorção radicular apical externa dos incisivos superiores.

Foi identificado o gene TNFRSF 11A que codifica a proteína RANK, que faz parte da via de ativação dos osteoclastos.

14. O CONHECIMENTO DA HEREDITARIEDADE É IMPORTANTE NO TRATAMENTO?

As variáveis com uma determinação genética mais baixa são mais susceptíveis de serem influenciadas pelo tratamento do que as variáveis com uma determinação genética elevada, que não são tão facilmente alteradas pelo ambiente.

Isto implica que a influência genética é um fator predeterminante e inalterável.

O que é importante é a resposta do indivíduo à intervenção, que pode ser semelhante para genótipos comparáveis.

Os genes que influenciam uma caraterística podem também influenciar a resposta a uma intervenção destinada a alterar essa caraterística.

A questão é: dependendo da capacidade do indivíduo para responder a um determinado ambiente (tratamento), a interação do ambiente novo ou alterado com os factores genéticos presentes resultará numa alteração do fenótipo?

15. IMPLICAÇÕES PRÁTICAS E CLÍNICAS

Na ortodontia clínica, deve ser apreciado que cada má oclusão ocupa o seu próprio espaço no espetro genético/ambiental. Quanto maior for o componente genético da má oclusão, pior será o prognóstico para um resultado bem-sucedido por meio de intervenção ortodôntica.

A dificuldade, naturalmente, é que raramente é possível determinar a contribuição exacta da hereditariedade e do ambiente num caso particular.

Por exemplo, no caso da respiração bucal, em que a influência do hábito e da postura depende muito da morfologia craniofacial geneticamente determinada à qual se sobrepõe, e a razão para o desenvolvimento do hábito pode muito bem depender da morfologia em primeiro lugar.

Este é um exemplo clássico da interação entre genes e ambiente e, em última análise, o sucesso do tratamento dependerá da capacidade de determinar a contribuição relativa de cada um.

Atualmente, também não existem provas de que os aparelhos ortopédicos possam influenciar o crescimento das bases do esqueleto de forma significativa, para além do seu potencial genético inato.

Até à data, os estudos em seres humanos tendem a apoiar a determinação genética da forma craniofacial, com uma falta de provas que demonstrem qualquer influência significativa a longo prazo nas bases dentárias maxilares e mandibulares utilizando aparelhos ortopédicos.

CONCLUSÃO

Estamos habituados a descrever os seres humanos de uma forma anatómica. Chegou o momento em que um conjunto de genes nos descreverá. As caraterísticas físicas (fenótipo) podem ter menos importância do que o conjunto de genes que transportamos (genótipo).

A classificação das caraterísticas será em breve baseada em análises genéticas. Os ortodontistas poderão ter dificuldade em alterar as suas classificações morfológicas. O advento de técnicas de diagnóstico em genética molecular tornaria possível identificar morfogenes e marcadores genéticos relevantes ou influenciar o desenvolvimento da má oclusão.

Por exemplo, *a eliminação do apinhamento através da manipulação selectiva do gene homeobox responsável pela iniciação da formação e modelação dos dentes.*

REFERÊNCIAS

1. Graber TM , Vanarsdall Jr RL. Orthodontics: Princípios e técnicas actuais. 4rd edn, Mosby, 2005. Pg - 101 -115.
2. V. Krupanidhi ,Shetty VS .Um estudo dos efeitos de factores genéticos e ambientais nas dimensões do complexo dentoalveolar em gémeos.Tese de Mestrado 1989
4. Lundstrom A,William JS. Uma comparação de variáveis cefalométricas verticais e horizontais no que respeita à hereditariedade ;EJO:1987;9:104-108
5. Manfrendi C, Martina R, Grossi GB, Giuliani M. Hereditariedade de 39 parâmetros cefalométricos ortodônticos em gémeos MZ e DZ e em gémeos singletons emparelhados com MN: Am J Orthod Dentofac Orthop 1997;111:44-51 .
6. D Siddharth, Valiathan A. Uma investigação da hereditariedade dos parâmetros cefalométricos verticais e horizontais em gémeos monozigóticos e dizigóticos. Tese de Mestrado 2006
7. Mossey P.A. A hereditariedade da má oclusão: Parte 1. BJO 1999;26(2): 203213.
8. Mossey P.A. A hereditariedade da má oclusão: Parte 2. BJO 1999; 26(3):195-203.
9. Graber TM , Vanarsdall Jr RL. Orthodontics: Princípios e técnicas actuais. 4rd edn, Mosby, 2005. Pg - 101 -115.
10. Proffit WR : Ortodontia Contemporânea. 3rd edition. Mosby, St. Louis 2000. Pg 63 - 71.
11. Gass J, Valiathan M, Tiwari H, Hans M, Elston R.Correlações familiares e hereditariedade do diastema da linha média maxilar AJODO 2003;123 (1):35-39.
12. Corrucini RS, Potter, R.Análise genética das variações oclusais em gémeos. AJO;1980;78: 140-154.
13. Lauweryns I. A utilização de gémeos na investigação genética dentofacial. AJODO 1993;103:33-38.
14. Peck S, Peck L, Kataja M. O canino deslocado palatalmente como uma anomalia dentária de origem genética. Angle Orthod 1994;64:249-56.
15. Peck L, Peck S, Attia Y. Transposição do primeiro pré-molar canino superior, anomalias dentárias associadas e base genética. Angle Orthod 1993;63:99- 109.

1 6.Sylvia B,Simmons D, Wright T,Proffit WR,Ackerman JL.Primary failure of eruption andPTH1R: The importance of a genetic diagnosis for orthodontic treatment planning AJODO 2010;137:160.e1-160.e7

17.Hartsfield JK . Desenvolvimento da dimensão vertical: natureza e nutrição. Semin Ortho 2002:8;113-119.

18.Nakasima et al. Factores hereditários na morfologia craniofacial das más oclusões de classe II e classe III de Angle. AJO 1982;82:2,150-156.

19.Litton et al. Estudo genético da má oclusão de Classe III. AJO 1970:58:6;570-577.

20.Xue F,Wong RWK,Rabie ABM.Genes, genética e má oclusão de Classe III.Orthodontics & Craniofacial Research Volume 13, Issue 2, páginas 69-74, maio de 2010

21. Heleni Vastardis. Os dentes numa era genética. Semin Orthod 2002;8:13-16.

22.Harris EF, Johnson MG. Hereditariedade de variáveis craniométricas e oclusais, uma análise longitudinal. AJO 1991; 99,3:258-267.

23.Stein KF, Kelley TJ, Wood E. Influência da hereditariedade na etiologia da má oclusão. AJO 1956:42: 125-141.

24. Sharma K, Corruccini R. Genetic basis of dental occlusal variations in northwest Indian twins. EJO 1986; 8: 91-97

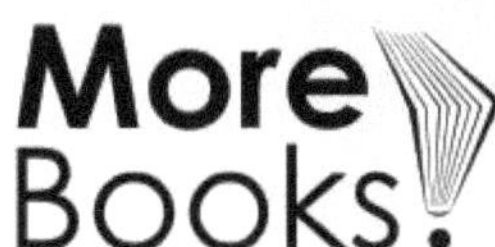

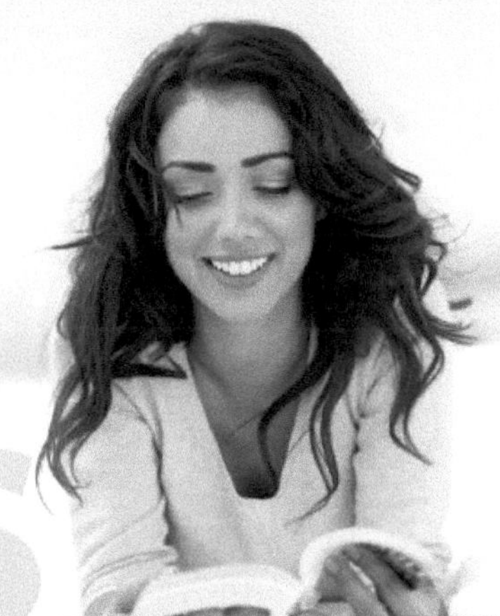

yes I want morebooks!

Buy your books fast and straightforward online - at one of world's fastest growing online book stores! Environmentally sound due to Print-on-Demand technologies.

Buy your books online at
www.morebooks.shop

Compre os seus livros mais rápido e diretamente na internet, em uma das livrarias on-line com o maior crescimento no mundo! Produção que protege o meio ambiente através das tecnologias de impressão sob demanda.

Compre os seus livros on-line em
www.morebooks.shop

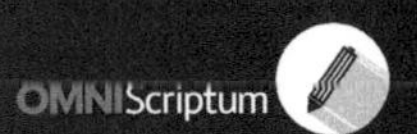

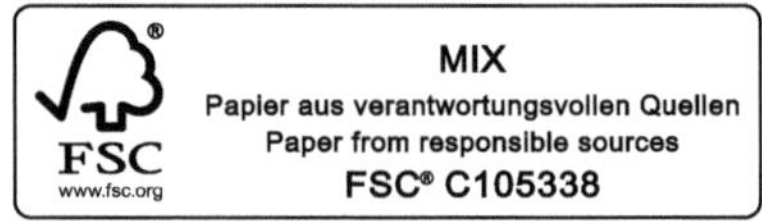

Printed by Books on Demand GmbH, Norderstedt / Germany